BEI GRIN MACHT SICH IHR WISSEN BEZAHLT

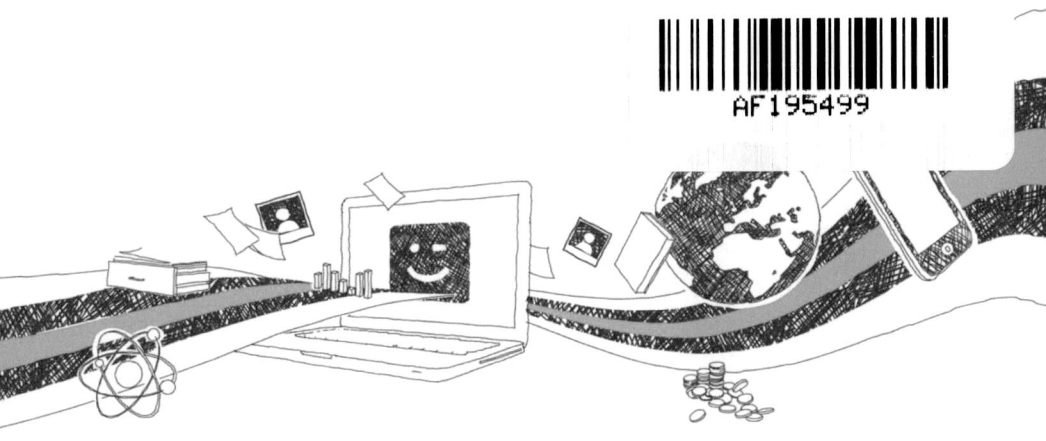

- Wir veröffentlichen Ihre Hausarbeit, Bachelor- und Masterarbeit

- Ihr eigenes eBook und Buch - weltweit in allen wichtigen Shops

- Verdienen Sie an jedem Verkauf

Jetzt bei www.GRIN.com hochladen und kostenlos publizieren

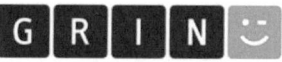

Bibliografische Information der Deutschen Nationalbibliothek:

Die Deutsche Bibliothek verzeichnet diese Publikation in der Deutschen Nationalbibliografie; detaillierte bibliografische Daten sind im Internet über http://dnb.d-nb.de/ abrufbar.

Dieses Werk sowie alle darin enthaltenen einzelnen Beiträge und Abbildungen sind urheberrechtlich geschützt. Jede Verwertung, die nicht ausdrücklich vom Urheberrechtsschutz zugelassen ist, bedarf der vorherigen Zustimmung des Verlages. Das gilt insbesondere für Vervielfältigungen, Bearbeitungen, Übersetzungen, Mikroverfilmungen, Auswertungen durch Datenbanken und für die Einspeicherung und Verarbeitung in elektronische Systeme. Alle Rechte, auch die des auszugsweisen Nachdrucks, der fotomechanischen Wiedergabe (einschließlich Mikrokopie) sowie der Auswertung durch Datenbanken oder ähnliche Einrichtungen, vorbehalten.

Impressum:

Copyright © 2017 GRIN Verlag, Open Publishing GmbH
Druck und Bindung: Books on Demand GmbH, Norderstedt Germany
ISBN: 9783668616134

Dieses Buch bei GRIN:

https://www.grin.com/document/387002

Sven Riedel

Chancen und Risiken von Milieu und Gesundheit in ihrer Relevanz für die Konzeption von Gesundheitsangeboten einer Krankenkasse

GRIN Verlag

GRIN - Your knowledge has value

Der GRIN Verlag publiziert seit 1998 wissenschaftliche Arbeiten von Studenten, Hochschullehrern und anderen Akademikern als eBook und gedrucktes Buch. Die Verlagswebsite www.grin.com ist die ideale Plattform zur Veröffentlichung von Hausarbeiten, Abschlussarbeiten, wissenschaftlichen Aufsätzen, Dissertationen und Fachbüchern.

Besuchen Sie uns im Internet:

http://www.grin.com/

http://www.facebook.com/grincom

http://www.twitter.com/grin_com

IB Hochschule Berlin

Fakultät Gesundheitswissenschaften
Studiengang Health Care Education / Gesundheitspädagogik
Modul 1.19: Pädagogisches Praktikum

Chancen und Risiken von Milieu und Gesundheit in ihrer Relevanz für die Konzeption von Gesundheitsangeboten einer Krankenkasse

Sven Riedel
Fachsemester: 3
Einreichungsdatum: 23.02.2017

Berlin WS 2017/18

Inhaltsverzeichnis

1. Einleitung 1
2. Was sind soziale Milieus? 1
3. Entstehung sozialer Milieus 2
4. Das Sinus-Milieu in Deutschland 3
5. Adipositas - Ursachen und Folgen 4
   - *5.1 Sinus B3 – Das Prekäre Milieu / Die Konsummaterialisten 6*
   - *5.2 Sinus AB 23 – Das Traditionelle Milieu /*
   - *Die Traditionsverwurzelten 7*
6. Milieubedingte Gesundheitserhaltung und -förderung 7
   - *6.1 Milieuspezifische Einstellung zu Gesundheit 8*
   - *6.2 Erreichbarkeit der Menschen 9*
7. Fazit 10

Quellenverzeichnis 11

1. Einleitung

Adipositas ist ein wachsendes und auch ein zunehmend teures Gesundheitsproblem in Deutschlands Gesundheitssystem. Die Zunahme von Übergewicht und der Adipositas-Erkrankung kann durch Präventionsarbeit in den unteren Milieusegmenten entgegengewirkt werden. Im Folgenden wird eine grobe Übersicht darüber gegeben was soziale Milieus sind und weshalb sie entstehen. Was für Menschen leben in diesen sozialen Milieus und wie ist deren Essverhalten? In dieser Arbeit geht es um die Entstehung von Adipositas sowie deren Folgeerkrankungen. Ein kurzer Überblick soll Einsicht in das Prekäre und Traditionelle Milieu geben. Wie ist die Einstellung zu Gesundheit darin und wie werden die Menschen erreicht? Des Weiteren gibt es einen kurzen Überblick darüber, was für Möglichkeiten einer Krankenkasse zu dem Thema Ernährung zu Verfügung stehen um die Menschen in diesen Milieusegmenten zu erreichen.

2. Was sind soziale Milieus?

Stefan Hradil fasste den Begriff soziale Milieus als „Gruppen Gleichgesinnter (...), die gemeinsame Werthaltungen und Mentalitäten aufweisen und auch die Art gemeinsam haben, ihre Beziehungen zu Mitmenschen einzurichten, und ihre Umwelt in ähnlicher Weise zu sehen und zu gestalten" zusammen **(Hradil/Schiener, 2001, S. 45)**. In kleineren Milieus, zum Beispiel Stadtviertel, Organisationen oder Berufen existiert häufig ein innerer Zusammenhang, der sich in einem gewissen Wir-Gefühl oder in einem verstärkten Binnenkontakt widerspiegelt. Diejenigen, die dem gleichen Milieu angehören, interpretieren und gestalten ihre Umwelt in ähnlicher Weise und unterscheiden sich somit von andere Milieus. Gelegentlich werden neben den Mentalitäten auch das typische Umfeld wie der Beruf, das Wohnen oder das Einkommen als Merkmal mit herangezogen.

Soziale Milieus können nicht einfach gewechselt werden. Aufgrund massiver Lebenskrisen oder völlig neuer Einflüsse lassen sich Werthaltungen, Grundeinstellungen und die diesbezüglichen Milieueinbindungen jedoch verändern. Verhaltensroutinen wie etwa Mediennutzung und Freizeitbetätigungen aber auch entsprechende Lebensstile können sich auch dann ändern, wenn neue Kontakte geknüpft werden oder wenn eine Familie gegründet wird. (Hradil, 2006, S. 4f)

3. Entstehung sozialer Milieus

Die Frage, wieso soziale Milieus überhaupt entstehen lässt sich nur durch „Antwortvermutungen" beantworten. Mehrere Theorien haben bereits versucht diese Frage zu beantworten. Theorien sozialer Milieus besagen, dass das Denken und Verhalten der Menschen weder ausschließlich von äußeren Daseinsbedingungen abhängig ist noch, dass es völlig in das Belieben der Menschen gestellt ist. Soziale Milieus werden als Gruppierungen Handlungsfähiger Menschen gesehen, die aufgrund der praktischen Auseinandersetzung mit aktuellen Lebensbedingungen und historischen Hinterlassenschaften bestimmte gemeinsame Mentalitäten aufweisen. (Hradil, 2006, S. 5) Milieustudien liegt besonders häufig die Habitustheorie von Pierre Bourdieu zugrunde. Diese besagt, dass durch Anpassungsprozesse an die Lebensbedingungen sozialer Klassen und Klassenfraktionen soziale Milieus zustande kommen (edb.).

Der Habitus ist die Grundhaltung eines Menschen zu sich selbst und zur Welt. Der Habitus legt fest, was der Mensch sich zutraut, was für ihn denkbar ist und welche Wahrnehmungskategorien er besitzt. Des Weiteren bestimmt der Habitus welches Verhalten für einen Menschen so selbstverständlich ist, dass er nicht darüber nachdenkt, und welches schwer vorstellbar und durchführbar ist, aber auch welches vollkommen unmöglich für ihn erscheint.

Das Denken und Handeln eines Menschen wird durch Grundstrukturen geordnet, welche nicht angeboren sind. Diese Grundstrukturen entstehen aus der Erfahrung die der Mensch macht. Da der Mensch fortlaufend neue Erfahrungen macht, wandelt sich seine Grundstruktur und somit auch sein Habitus über die gesamte Zeitspanne seines Lebens. Bourdieu geht jedoch davon aus, dass sich die prägenden Erfahrungen in der Kindheit und Jugend entwickeln und somit der Kern des Habitus im Laufe des Lebens nicht im Wesentlichen verändert wird. Der Mensch kann sich bis zu einem gewissen Grad seines eigenen Habitus bewusst werden und somit bewusst einige Verhaltensmuster zumindest teilweise verändern. (Krais/Gebauer, 2002, S. 46ff)

Der Mensch wird von der Gesellschaft in Kategorien wie Klasse, Geschlecht und Herkunft eingeteilt. Diese bestimmen die sozialen Erfahrungen, die ein Mensch macht. Das heißt, wenn unterschiedliche Menschen von der Gesellschaft in die gleiche Kategorie eingeordnet werden, ist die Wahrscheinlichkeit sehr hoch, dass sie viele ähnliche Erfahrungen machen und deshalb einen ähnlichen Habitus entwickeln. Diesen Habitus braucht der einzelne Mensch wiederum, um zu der Klasse, in der er aufgewachsen ist, dazugehören zu können, um von ihren Mitgliedern als Teil der Klasse akzeptiert zu werden. (edb.)

4. Das Sinus-Milieu in Deutschland

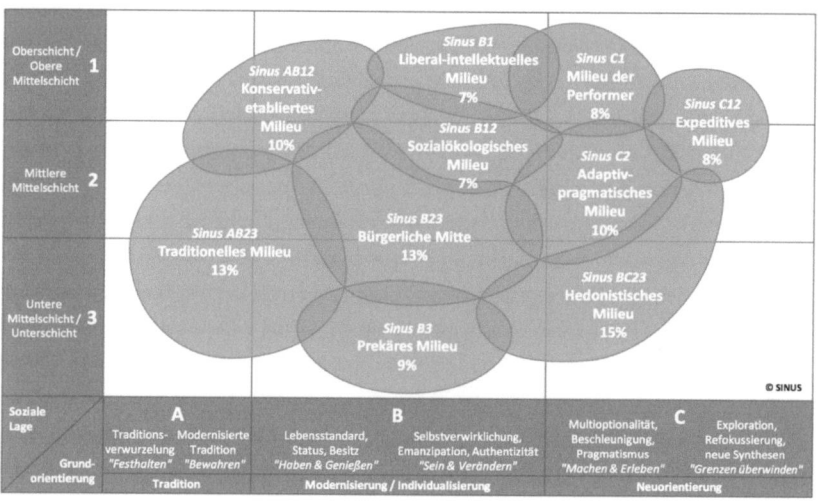

Abb. 1: Sinus-Milieus ® in Deutschland 2017 (Sinus Institut 2017)

Seit dem Jahr 2000 sind die Sinus-Milieus® der Sinus-Sociovision GmbH als Zielgruppenmerkmale Teil der Verbraucheranalyse. Die Sinus-Milieus® beschreiben die Lebenswelt eines Menschen. Das Modell basiert auf den Wertorientierungen, Lebensstilen und ästhetischen Präferenzen der Menschen, berücksichtigt aber auch die soziale Lage. 2010 wurden die Milieus grundlegend überarbeitet (VA – Analyse).
Die Einteilung des Sinus-Milieu Modells® erfolgt in zwei Dimensionen, einer horizontalen und einer vertikalen Ebene. Auf der Vertikalen Ebene wird die soziale Lage abgebildet. Diese unterteilt sich in die untere Mittelschicht/Unterschicht, sowie in die mittlere Mittelschicht und in die Oberschicht bzw. obere Mittelschicht. Auf der Horizontalen Ebene in die grundlegende Wertorientierung sowie das Alltagserleben zur Arbeit, Freizeit oder zum Konsum der Menschen wie das Festhalten/Bewahren von Traditionen. Des Weiteren in die Modernisierung/Individualisierung, das heißt, dass Haben und Genießen von Lebensstandards und Besitztümern oder die eigene Selbstverwirklichung. Zuletzt in die Neuorientierung welche das Machen und Erleben beschreibt oder auch das überwinden von Grenzen beinhaltet. Das Sinus Milieu Modell® geht von der Lebenswelt und dem Lebensstil der Menschen aus, demografische Kriterien wie die Schulbildung oder der Beruf haben keinen Einfluss auf das Modell. (Sinus-Institut, 2016)

Auf diese Weise werden Gruppen gebildet, die sich in ihrer Lebensweise und ihren Alltagseinstellungen zu Arbeit, Familie, Freizeit oder Geld und Konsum unterscheiden. Die Einkommenshöhe, der Bildungsgrad sowie die berufliche Stellung ist ausschlaggebend für die Werthaltung oder die Mentalität die ein Mensch aufweist. Die Schichtzugehörigkeit gibt aber keine Auskunft über die Zugehörigkeit zu einem bestimmten Milieu. So befinden sich innerhalb einzelner Schichten mehrere Milieus nebeneinander, wie zum Beispiel das Traditionelle, das Prekäre und Hedonistische Milieu. Des Weiteren erstrecken sich soziale Milieus auch senkrecht über Schichtgrenzen hinweg, beispielweise die Bürgerliche Mitte oder das Traditionelle Milieu. Die einzelnen Milieus sind nicht klar abgrenzbar, so sind die Grenzen zwischen den einzelnen Milieus fließend. Somit passiert es, dass Menschen am Rande eines Milieus sind, sich zwischen den einzelnen Milieus hin und her bewegen oder sich gleichzeitig in zwei oder mehreren Milieus befinden. Diese von Sozialwissenschaftlern "künstlich" angelegten Grenzen sind in der modernen Gesellschaft notwendig, wo kaum noch klar definierte Gruppierungen existieren wie es früher mit dem Adel, dem Großbürgertum oder der Arbeiterklasse mal war. Im Laufe der Zeit verändern sich die sozialen Milieus, sie werden größer oder kleiner. Alte verschwinden, sie teilen sich auf oder neue bilden sich heraus. Dies geschieht wenn die Menschen Ihre Werthaltungen oder Orientierungen verändern und somit ihr Milieu wechseln, oder die in dem Milieu lebenden Menschen alt sind und somit versterben. (Hradil, 2006, S. 7)

Je höher ein Milieu in dieser Grafik angesiedelt ist, desto gehobener sind Bildung, Einkommen und Berufsgruppe, je weiter es sich nach rechts erstreckt, desto moderner im soziokulturellen Sinne ist die Grundorientierung. Durch die ständige Veränderung unserer Gesellschaft zum Beispiel durch zunehmendes Alter oder Sterblichkeit, verändern sich auch die Milieugruppen.

5. Adipositas - Ursachen und Folgen

Die Menschen neigen dazu, ihre Körpergröße zu überschätzen und ihr Körpergewicht zu unterschätzen. Übergewicht kann ein Produkt milieuspezifischer Wertprioritäten und Lebensweisen. Das unten aufgeführte Modell aus dem Jahr 2009 zeigt, dass das Problem gehäuft in den Milieus der "Traditionsverwurzelten", "DDR-Nostalgischen" und "Konsum-Materialisten" auftritt. Somit lässt sich erkennen das Übergewicht verstärkt im traditionellen Segment und in der Unterschicht bzw. der unteren Mitte auftritt. Heute ist bekannt, dass das Adipositas-Risiko mit zunehmenden Alter steigt und mit zunehmendem Einkommen weniger auftritt. (Wippermann, 2009, S. 149)

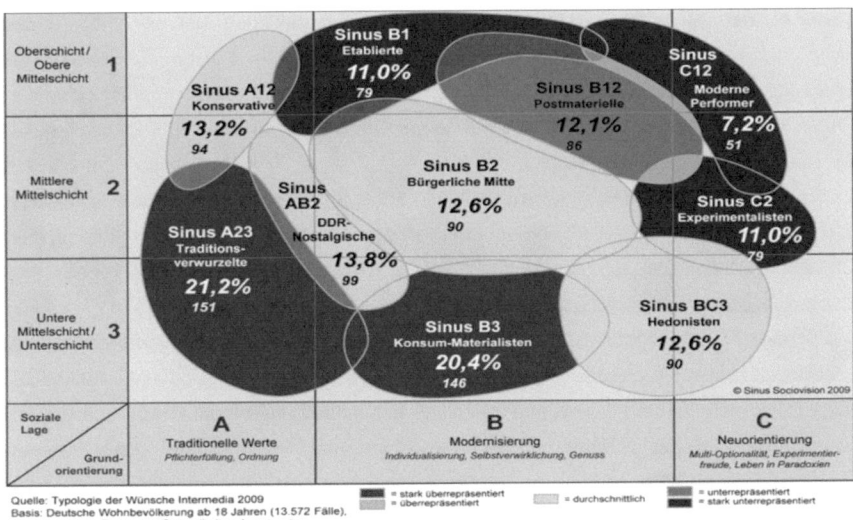

Abb. 2: Typologie der Wünsche 2009: *Selbstauskunft: „derzeit persönlich davon betroffen" ø=14,0%,

Adipositas ist, als eine über das Normalmaß hinausgehende Vermehrung des Körperfetts. Beurteilungsgrundlage für die Gewichtsklassifikation ist der Body-Mass-Index (BMI). Normalgewicht ist definiert über einen BMI zwischen 18,5 und 24,9 kg/qm. Ab einem BMI von 25 – 29,9 kg/qm spricht man von Übergewicht. Bei einem BMI von über 30 kg/qm wird von Adipositas gesprochen. Als Ursachen für Adipositas können genetische Dispositionen, Ständige Verfügbarkeit von Nahrung oder auch der Lebensstil sein, dazu gehören Bewegungsmangel oder Fehlernährung. Schlafmangel, niedriger Sozialstatus, psychische Faktoren wie zum Beispiel Stress oder Depressionen, aber auch der Nikotinverzicht können begünstigende Faktoren sein. Adipositas kann weitreichende Folgeerkrankungen mit sich ziehen. Diabetes mellitus (Zuckererkrankung), Hypertonie (Bluthochdruck), die koronare Herzkrankheit aber auch die Herzinsuffizienz oder degenerative Gelenkerkrankungen zählen zu den späteren schwerwiegenden Erkrankungen. Nicht vergessen sollte man die daraus entstehende soziale Isolation und die dadurch wiederum entstehenden psychischen Erkrankungen wie zum Beispiel Depressionen. (DAG e.V., 2014)

Aufgrund des rasanten Anstiegs den letzten 20 Jahren wird von einer "Adipositas-Epidemie" gesprochen (Schorb, 2015, S. 96). 67,1% der Männer und 53% der Frauen, aller 18 – 79 jährigen Menschen, in Deutschland sind übergewichtig. 23,3% der Männer und 23,9% der Frauen sind adipös (Mensik et al., 2013). Bereits 15% der Kinder und Jugendlichen in Deutschland sind übergewichtig, und 1/3 adipös. Kinder aus sozial benachteiligten Familien sind dreimal so häufig betroffen, wie Kinder mit einem höheren Sozialstatus. Auch hier ist wieder die genetische Disposition erkennbar, sind bereits die Eltern übergewichtig, ist das Risiko das auch die Kinder daran leiden erhöht (RKI, 2008). In den unteren Klassen hat Essen vor allem die Funktion das es satt machen und lange vorhalten soll, während in den oberen Klassen auf die Art und Weise wie gegessen wird, Wert gelegt wird. Es wird stärker auf Rituale und Manieren geachtet. Die Kalorienaufnahme in ihrer Funktion tritt bei den oberen Klassen eher in den Hintergrund. Essen erfüllt für sie eher die Funktion der Qualität oder Exklusivität, um sich somit von anderen Klassen abzugrenzen und sich seiner eigenen Klassenzugehörigkeit zu versichern oder auch infolgedessen anderen ihrer Klassenzugehörigkeit zu symbolisieren. (Krais/Gebauer, 2002, S. 46ff)

Das Sinus-Milieu-Modell® wird in regelmäßigen Abständen durch das Sinus-Institut erneuert. Daher lässt sich erklären, dass die Gruppe der "DDR-Nostalgiker" im Sinus-Modell® 2016 keine Rolle mehr spielt. Diese wurde in ihrer Zugehörigkeit auf andere Gruppen aufgeteilt. "Konsum-Materialisten" wurden zum Prekären Milieu, die "Traditionsverwurzelten" wurden dem Traditionellen Milieu zugeordnet. Im Folgenden gibt es eine Kurzcharakteristik über das Prekäre und Traditionelle Milieu sowie einen Einblick in das Essverhalten der Menschen.

5.1 Sinus B3 – Das Prekäre Milieu / Die Konsummaterialisten

Die um Orientierung und Teilhabe, dazu gehören, bemühte Unterschicht. Es umfasst mit 9% der Bevölkerung in Deutschland ca. 6,24 Mio. Menschen (Sinus-Institut, 2016). Das Leitmotiv dieses Milieus ist "den Anschluss halten und das Dazu gehören". In diesem Milieu herrscht häufig ein Gefühl der geringen Aufstiegsmöglichkeit, ein Gefühl der sozialen Benachteiligung und starke Zukunftsängste sowie Ressentiments. Die Menschen darin sind ständig bemüht Anschluss zu halten an die Konsumstandards der breiten Mitte. In diesem Milieu leben überdurchschnittlich viel Alleinlebende und Verwitwete, der Altersdurchschnitt liegt bei etwa 54 Jahren. Die Menschen darin weisen meist einen niedrigen Bildungsabschluss auf, Hauptschule oder POS mit oder ohne Lehre und somit ein niedriges Haushaltseinkommen. Im Milieuvergleich ist es das Milieu mit dem höchsten Arbeitslosenanteil. (b4p, 2016)

Die Menschen darin beschäftigen sich nicht oder kaum mit dem eigenen Körper und neigen zu einem erhöhten Genussmittelkonsum um sich zu trösten. „Fastfood" und „Junkfood" sind wegen fehlender Ernährungskompetenz ständige Begleiter. Sie bewegen sich eher wenig und neigen zum „Couch-Potatoe". Häufig geben sie an, kein Geld für gesunde Ernährung oder ein Fitnessstudio zur Verfügung zu haben. Bereits Kinder werden so an schlechte Essgewohnheiten herangeführt, zum Beispiel mit Süßigkeiten oder „Fresspaketen" zum Verwöhnen, aber auch weil es einfacher ist. Somit werden entstehende Gewichtsproblemen bei den Kindern verdrängt. (Wippermann, 2009, S. 150)

5.2 Sinus AB 23 – Das Traditionelle Milieu / Die Traditionsverwurzelten

Das Ordnung und Sicherheit liebend Milieu der älteren Generation umfasst mit 12,9% der Bevölkerung In Deutschland ca. 8.97 Mio. Menschen (Sinus-Institut, 2017). Leitmotiv des Milieus ist "Keine Experimente". Die Menschen in diesem Milieu sind verhaftet in der alten kleinbürgerlichen Welt bzw. in der traditionellen Arbeiterkultur. Sparsamkeit und die Anpassung an die Notwendigkeiten sind vorherrschende Eigenschaften darin sowie zunehmende Resignation und ein Gefühl des Abgehängtseins. Es existiert ein sehr hoher Anteil an Frauen sowie viele Rentner, Pensionäre und Verwitwete, somit ist dieses Milieu das älteste, mit einem Durchschnittsalter von ca. 68 Jahren. Die Menschen weisen meist eine niedrige Formalbildung, Grundschule oder Hauptschule mit Berufsausbildung auf. Sie waren früher häufig berufstätig als kleine Angestellte, Arbeiter oder Facharbeiter. Damit verbunden haben sie kleine bis mittlere Einkommen, das monatliche Haushaltsnettoeinkommen liegt bei ca. 2,000 Euro. (b4p, 2016)

Sie neigen zur deftigen deutschen Hausmannskost und eine Mahlzeit beinhaltet meistens Fleisch, Soßen mit Mehlschwitze und viel Sahne, gepaart mit strengen Essritualen. Kaffee und Kuchen werden täglich routiniert als feste Zwischenmahlzeit eingeplant. Häufig wird sich nach einem stressigen Arbeitstag ausgeruht, was darauf zu schließen lässt das sich die Menschen wenig bewegen. Sie konsumieren häufig Ratgeber und neigen zu Expertengläubigkeit, des Weiteren haben sie notorische Sorgen um die eigene Gesundheit. Typisch für dieses Milieu: "Der Teller wird leer gegessen". (Wippermann, 2009, S. 150)

6. Milieubedingte Gesundheitserhaltung und -förderung

In den Milieus treffen soziale, psychische und somatische Risikofaktoren aber auch Schutzfaktoren in spezifischer Weise mit deutlichen Unterschieden zwischen den Gruppen zusammen. Dabei bündeln sich individuelle Faktoren, die die Compliance bei der Behandlung, Vorsorge und Sekundärprävention steuern. Für die milieuspezifischen Gegebenheiten sind stärkere oder schwächere Hilfestellungen notwendig, etwa bei dem Versorgungsnetz, bei den Sprechzeiten oder bei Pflegestützpunkten. Die Beschreibung geeigneter Zugangswege sind zu ermitteln unter der Berücksichtigung ihrer Erreichbarkeit. Dieses bezieht sich auf die sozialräumliche Lokalität (Wo?), die Stilistik der Botschaft (Was?) und die Channels (mit welchen Medien wird kommuniziert?). Dazu ist es notwendig milieuspezifische Risikoprofile zu erstellen. Die Nutzung sozialer Milieus, als Zielgruppenmodelle, ist für die Erstellung von institutionellen Angeboten, sowie die Berechnung ihrer Wirtschaftlichkeit notwendig. (Wippermann, 2009, S. 156)

Zu den Möglichkeiten zählen die Gesundheitsaufklärung, welches als Bereitstellung von Informationen zum Erwerb handlungsrelevanten Wissens zur Gesundheitserhaltung oder -verbesserung verstanden wird. Des Weiteren die Gesundheitsbildung, dabei handelt es sich um die Aneignung von Kenntnissen und Fertigkeiten, zur Selbstbestimmung des gesundheitlichen Wohlbefindens. Aber auch die Gesundheitsberatung, sie ist die Interaktion zwischen dem Berater und dem Ratsuchenden mit dem Ziel der Vermittlung handlungsrelevanten Wissens und der Motivation zur Einstellungs- und Verhaltensänderung. (Raithel et al., 2009, S. 234)

6.1 Milieuspezifische Einstellung zu Gesundheit

In jedem Milieu gilt der Grundsatz, "Gesundheit ist das wichtigste im Leben", fast jeder artikuliert diesen Satz. Auf Gesundheit will niemand verzichten. Niemand ist aber auch absolut frei von Krankheiten. Ein Ziel jedes einzelnen ist es, ein Mehr an Gesundheit im Verhältnis zu Krankheit zu erreichen. Die Menschen befürchten aufgrund der eigenen Erfahrung und der medialen Berichterstattung auf der einen Seite, dass Krankheit für den Einzelnen immer riskanter wird, das Gesundheitssystem aber immer weniger Kosten übernehmen möchte, was für den Einzelnen emotional und finanziell zu noch mehr Belastungen führen kann. Wiederum wollen auf der anderen Seite die Menschen darauf vertrauen, dass doch alles irgendwie gut gehen wird. Doch durch die subjektive Einschätzung bei einer Mehrzahl der Menschen wurde dieses Vertrauen in den vergangen zehn Jahren massiv erschüttert und betrogen. Ein aktueller Blick auf das Gesundheitssystem ist bestimmt von drei Problemen, der Intransparenz des Systems, der Ohnmacht des Einzelnen und der Zukunftsangst. (Wippermann et al., 2011, S. 31)

Hoch sind die Zumutungen, in den unteren Milieusegmenten, an körperlicher Belastung und beruflichen Stress. Aber auch die Hinnahme von Demütigungen sowie an kleineren und größeren beruflichen und familiären Katastrophen und auch gesundheitlichen "Schicksalsschlägen". Um eine gesunde Lebensweise zu führen fehlt den Menschen die Stetigkeit eines sorgenfreien Lebens. Die geringen äußeren Mittel und die fehlende Flexibilität sind nicht selten Gründe für eine unregelmäßige und ungesunde Ernährung. In den niedrigeren Bildungsgruppen ist eine gesundheitsfördernde Lebensführung, wie zum Beispiel Nichtrauchen oder Sport, zweimal seltener. Präventionsangebote werden deutliche seltener genutzt. Ratschläge und Angebote der Hilfe werden abgelehnt, im Rahmen der schicksalsfrommen Stereotypisierung, etwa nach dem Motto "Man möchte nicht als wehleidig erscheinen". (Vester, 2009, S. 49f)

6.2 Erreichbarkeit der Menschen

Wie erreicht man nun die Bevölkerung für eine gesündere Lebensweise? Eine Möglichkeit ist die Ernährungsaufklärung, darunter versteht man geplante Maßnahmen die die Bevölkerung ansprechen ohne, dass die Menschen selbst nachfragen. Das Ziel der Aufklärung ist es, die Menschen für Ernährungsthemen zu sensibilisieren, Interesse und Aufmerksamkeit zu wecken sowie ein Problembewusstsein zu schaffen. Die Ernährungsaufklärung kann in Vorträgen oder massenmedial erfolgen. Zu den Anbietern von Ernährungsaufklärungen gehören Institutionen des Bundes und der Länder, sowie wissenschaftliche Fachgesellschaften und Verbrauchervertretungen.

Eine weitere Möglichkeit ist die Ernährungsberatung. Diese wendet sich an gesunde Menschen die aber bestimmten Risikofaktoren, wie zum Beispiel Übergewicht aufweisen sollten. Diese wird von den Gesetzlichen Krankenkassen finanziell unterstützt. Sie berücksichtigt die Lebenssituation des Ratsuchenden und gibt Hilfestellungen die an die vorhandenen Kompetenzen und Bedürfnisse des Menschen anknüpfen. Die Beratung setzt Problemlöseprozesse in Gang. Gemeinsam mit dem Menschen werden erforderliche Kenntnisse erarbeitet und geübt. Es werden Informationen über gesundheitsfördernde Ernährung, Lebensstilfaktoren und die Prävention von Risikofaktoren vermittelt. Ziele der Ernährungsberatung sind die Grundsätze einer gesundheitsfördernden und vollwertigen Ernährung um Mangel- und Fehlernährung zu vermeiden, sowie das Risiko Ernährungsbedingter Krankheiten zu reduzieren. Des Weiteren ist ihr Ziel die nachhaltige Verbesserung der individuellen Ernährungsweise sowie evtl. die Lösung von Ernährungsproblemen. Die Beratung kann aber auch dazu dienen, Fehlernährung zu erkennen und somit dem Menschen eine Ernährungstherapie zuzuführen. Zu den weiteren Möglichkeiten zählt die Ernährungsbildung und die Ernährungspraxis. Sie trägt zur lebenslangen Formung von Menschen, im Hinblick auf ihre Fähigkeiten, aller Altersgruppen bei. Ernährungsbildung kombiniert Wissens- und Wertevermittlung sowie soziokulturelle Reflexion und das praktische Handeln. Ihr Ziel ist die Modifikation des Ernährungsverhaltens. Die Ernährungsbildung kann für die Prävention und die Gesundheitsförderung eingesetzt werden. Die Ernährungspraxis ist die Vermittlung von Kenntnissen und Fertigkeiten in der Zubereitung von Mahlzeiten, sowie der Umgang mit Lebensmitteln, der Einkauf und deren Lagerung aber auch die Vermittlung von Esskultur. Elemente der Ernährungsaufklärung und Ernährungspraxis können dabei genutzt werden. (Grünewald-Funk, 2013, S.11ff)

Somit ist ein langfristiges Ziel der Ernährungsaufklärung, der Ernährungsberatung sowie der Ernährungsbildung die Kostensenkung im Gesundheitssystem.

7. Fazit

Zusammenfassend lässt sich erkennen, dass die Zahl der Menschen mit Übergewicht und Adipositas ohne eine wirksame präventive Maßnahme weiter ansteigen wird. Die Menschen in den jeweiligen Milieus sollten die Befähigung erhalten, selbstständig mitwirken zu können um evtl. bereits vorhandene präventive Maßnahmen der Krankenkasse zu nutzen. Bisher vorhandene Bonusprogramme der Krankenkassen, erreichen nicht alle Zielgruppen. Eine Möglichkeit wäre die Erweiterung der Angebote von Kochkursen, diverse Krankenkassen wie die AOK, DAK oder Techniker-Krankenkassen bieten diese Kurse bereits an. Angebotene Kurse von Wohlfahrtsverbände und deren lokalen Projekte, wie zum Beispiel Kochkurse im Kiez, sollten von den Krankenkassen umfangreicher gefördert werden, um somit eine breitere Masse an Menschen zu erreichen. Ein offensichtlicher Hinweis der Krankenkassen über diese Angebote wäre ratsam, um eine größere Erreichbarkeit zu bewirken. Die Menschen erlernen dabei den Umgang mit Lebensmitteln und die Zubereitung neuer Speisen des Weiteren erfahren sie wo sie ihre Lebensmittel günstig einkaufen können. Kochkurse fördern die Gemeinschaftlichkeit der Menschen und somit wäre die Erreichbarkeit unterschiedlicher Milieus denkbar. Durch die Teilnahme an diesen Kursen bringt der Menschen seine Erfahrungen mit nach Hause und gibt diese dann weiter. Genauso verhält es sich mit den Angeboten von Sportprogrammen. Des Weiteren ist eine Planung für eine bessere Akzeptanz von Behandlungs- und Präventionsmaßnahmen zu erstellen. Somit ist es wichtig ein besonderes Augenmerk auf entsprechende gesundheitsfördernde Programme durch die Krankenkassen zu richten. Dadurch verringert sich nicht nur die Last der Betroffenen, der Krankenkassen oder des Gesundheitssystems, sondern auch die damit verbundenen Probleme.

Quellenverzeichnis

Best for planning (2016): Die Sinus-Milieus® in b4p, Unter: www.b4p.de/fileadmin/b4p/upload/inhalte/2_3-Menschen-Die-Sinus-Milieus-b4p.pdf. Zugriff am: 30.01.2017

Deutsche Adipositas-Gesellschaft e.v., Deutsche Diabetes Gesellschaft, Deutsche Gesellschaft für Ernährung e.v., Deutsche Gesellschaft für Ernährungsmedizin e.v. (2014): Interdisziplinäre Leitlinie der Qualität S3 zur „Prävention und Therapie der Adipositas", Version 2.0. Unter: http://www.adipositas-gesellschaft.de/fileadmin/PDF/Leitlinien/050-001l_S3_Adipositas_Praevention_Therapie_2014-11.pdf. Zugriff am: 08.02.2017

Grünewald-Funk, D., Dipl. oec. troph. (2013): Zielgruppensegmentierung für die Gesundheitskommunikation im Handlungsfeld Ernährung – ein innovativer Ansatz am Beispiel von Adipositas-Risikogruppen In: Inaugural-Dissertation zur Erlangung des Doktorgrades am Fachbereich 09 Agrarwissenschaften, Ökotrophologie und Umweltmanagement der JLU Gießen, Unter: http://geb.uni-giessen.de/geb/volltexte/2013/9942/pdf/GruenewaldFunkDorle_2013_06_06.pdf. Zugriff am: 03.01.2017

Hradil, S., Schiener, J. (2001): Stände, Klassen, Schichten – Lagen, Milieus, Lebensstile. In: Soziale Ungleichheit in Deutschland. Springer Fachmedien Wiesbaden 2005, S. 36-46

Hradil, S. (2006): Soziale Milieus – eine praxisorientierte Forschungsperspektive. In: Aus Politik und Zeitgeschichte, Jg. 44(45), S. 3-10

Integriertes Forschung- und Behandlungszentrum (IFB) Adipositas Erkrankungen (2015): Anlässlich des Europäischen Adipositas-Tages: Übergewicht verursacht hohe Krankheitskosten in Deutschland, Universität(s)medizin Leipzig, Unter: https://www.ifb-adipositas.de/blog/2015-05-13-anlasslich-des-europaischen-adipositas-tages-ubergewicht-verursacht-hohe. Zugriff am: 13.12.2016

Krais, B., Gebauer, G. (2002): Wie funktioniert der Habitus? In: Habitus, Einsichten. Themen der Soziologie, Transcript Verlag, Bielefeld, S. 31 – 60

Mensik, G.B.M., Schienkiewitz, A., Haftenberger, M., Lampert, T., Ziese, T., Scheidt-Nave, C. (2013): Übergewicht und Adipositas in Deutschland. Ergebnisse der Studie zur Gesundheit Erwachsener in Deutschland (DEGS1), In: Bundesgesundheitsblatt 2013, Hg: Springer - Verlag Berlin Heidelberg 2013, Jg. 56, S. 786–794

Raithel, J., Dollinger, B., Hörmann, G. (2009): Gesundheitspädagogik, Der Gesundheitsbegriff und weitere zentrale Begriffe. In: Einführung Pädagogik, Begriffe • Strömungen • Klassiker • Fachrichtungen, 3. Auflage. Verlag für Sozialwissenschaften, S. 233 – 247

Robert-Koch-Institut (Hrsg), Bundeszentrale für gesundheitliche Aufklärung (Hrsg) (2008): Erkennen – Bewerten – Handeln: Zur Gesundheit von Kindern und Jugendlichen in Deutschland. RKI, Berlin. Unter: http://www.rki.de/DE/Content/Gesundheitsmonitoring/Studien/Kiggs/Basiserhebung/GPA_Daten/Adipositas.pdf?__blob=publicationFile. Zugriff am: 08.02.2017

Schorb, F. (2015): Die Adipositas – Epidemie als politisches Problem Gesellschaftliche Wahrnehmung und staatliche Intervention, Springer Verlag 2014

Sinus Markt- und Sozialforschung GmbH (2017): Informationen zu den Sinu-Milieus® 2017, Unter: http://www.sinus-institut.de/fileadmin/user_data/sinus-institut/Dokumente/downloadcenter/Sinus_Milieus/2017-01-01_Informationen_zu_den_Sinus-Milieus.pdf. Zugriff am: 30.01.2017

Verbraucheranalyse (2010): Sinus-Milieus in der VA-2010: Detaillierte Beschreibung der zehn Sinus-Milieus, Unter: https://www.verbraucheranalyse.de/publikationen/zielgruppenmodelle. Zugriff am: 29.12.2016

Vester, M., (2009): Milieuspezifische Lebensführung und Gesundheit. In: Jahrbuch für kritische Medizin und Gesundheitswissenschaften, Jg. 45, S. 36 - 56

Wippermann, C. (2009): Lebensstile und Milieus: Einflüsse auf die Gesundheit. In: Volkskrankheiten. Gesundheitliche Herausforderungen in der Wohlstandsgesellschaft. Hrsg.: Konrad-Adenauer-Stiftung, Berlin, S. 143-156

Wippermann, C., Arnold, N., Slawinski-Möller, H., Borchard, M., Marx, P. (2011): Milieuübergreifende Befunde. In: Chancengerechtigkeit im Gesundheitssystem. VS Verlag für Sozialwissenschaften. Springer Fachmedien Wiesbaden 2011. S. 31 - 34

BEI GRIN MACHT SICH IHR WISSEN BEZAHLT

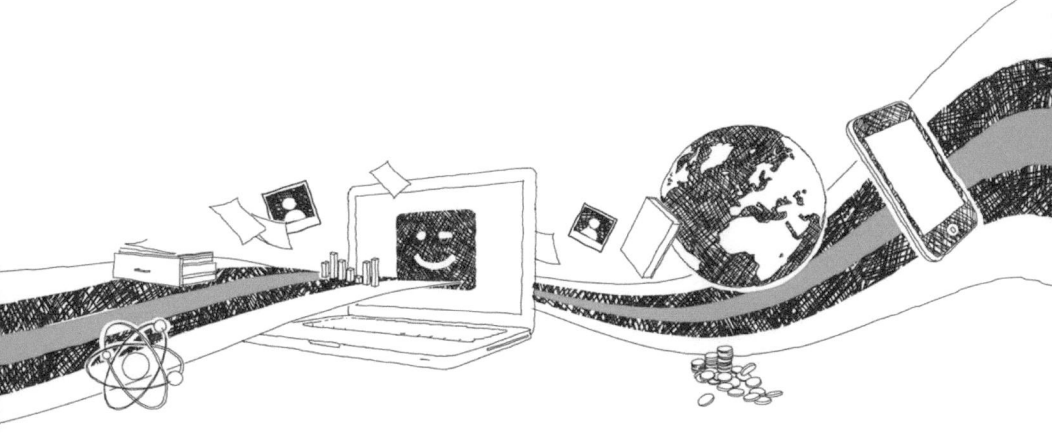

- Wir veröffentlichen Ihre Hausarbeit, Bachelor- und Masterarbeit

- Ihr eigenes eBook und Buch - weltweit in allen wichtigen Shops

- Verdienen Sie an jedem Verkauf

Jetzt bei www.GRIN.com hochladen und kostenlos publizieren

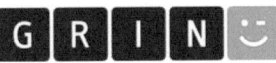